The 5 Biological Laws of Nature. A New Medicine
Copyright © 2018 Björn Eybl
All Rights Reserved.
7th Revised and Extended Edition
1st Russian Translation Edition
Translated into Russian by Olga Belyakova
Cover design by Kristen Albert
ISBN-13: 978-1-948909-34-1
Library of Congress Number: 2018900188
Published by Thirty-Three & 1/3 Publishing

5 Биологических законов природы. Новая медицина
Авторские права © 2018 Björn Eybl

Все права защищены.
7-й пересмотренный и расширенный выпуск
1-е издание русского перевода

Перевод на русский язык Olga Belyakova
Дизайн обложки Kristen Albert

ISBN-13: 978-1-948909-34-1
Номер Библиотеки Конгресса: 2018900188

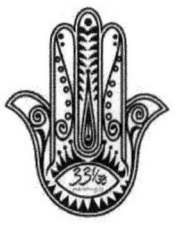

Опубликовано Thirty-Three & 1/3 Publishing

5 БИОЛОГИЧЕСКИХ ЗАКОНОВ ПРИРОДЫ

НОВАЯ МЕДИЦИНА

Бьёрн Айбль

ВВЕДЕНИЕ

Дорогой читатель, многое из того, с чем вы столкнетесь в этой книге, вызовет у вас сомнение. Так и должно быть. Когда, больше 15 лет назад, я открыл для себя эту теорию, я тоже поначалу не поверил. К счастью, Новая медицина не нуждается в доверии, ее можно проверить... на себе самом! Например, когда у человека приключается насморк, и оказывается, что ему незадолго до этого что-то опротивело. Так доверие постепенно перерождается в знание.

Пять биологических законов природы открывают путь к совершенно новому видению проблемы здоровья и заболевания. Позади нас — традиционная медицина, а перед нами — природа во всём своём блеске и красоте, пребывающая в тесном единстве с Новой медициной, опирающейся на научную логику и, в то же время, — бесконечно человечной.

То, что традиционной медицине приходится признать своё поражение именно в силу логической аргументации, то есть на своей собственной территории, нельзя назвать иначе, кроме как иронией судьбы. Пять биологических законов природы разумно объясняют болезни (включая психозы); они легко подтверждаются на примере любого пациента и — в отличие от традиционное медицины — не нуждаются в гипотезах (то есть недоказанных допущениях). Известный журналист в области медицины, Шмидсбергер, выразил это очень точно: „Если доктор Хамер прав, то книги по традиционной медицине обладают не большей ценностью, нежели макулатура!"

В этой короткой брошюре я намерен просто и понятно объяснить сущность пяти биологических законов природы. И даже если речь здесь пойдет в основном о заболевании раком – этими пятью биологическими природными законами можно объяснить причины и протекание почти всех болезней. Эти законы действуют независимо от того, знаем мы о них или нет, верим мы в них или нет.

Они справедливы как для человека, так и для животного, а также — в видоизмененной форме — и для растений, а единственным исключением являются ранения, отравления и заболеваний, обусловленных неадекватным питанием (например, цинга вследствие дефицита витамина С).

ОТКРЫВАТЕЛЬ

Врач и теолог Рик Герд Хамер родился в 1935 году. Он изучал медицину, физику и теологию и в 1972 году начал работать терапевтом в университетской клинике в Тюбингене, где он много лет лечил онкологических пациентов. Кроме этого он стал знаменит медицинскими патентами – изобрел скальпель, при помощи которого стали возможными бескровные пластические операции, «скальпель Хамера», специальную пилу для оперирования костей и многое другое.

В 1976 году семья, состоящая из шести человек (жена доктора Хамера также врач), приняла решение обосноваться в Италии, где они намеревались открыть больницу для бедных. Все шло по плану, но в 1978 году произошел трагический несчастный случай – во время путешествия на остров Корсика нетрезвый принц Эммануил Савойский тяжело ранил из огнестрельного оружия сына доктора Хамера, Дирка. После восемнадцати операций Дирк скончался на руках своего отца. Три месяца спустя доктор Хамер за-

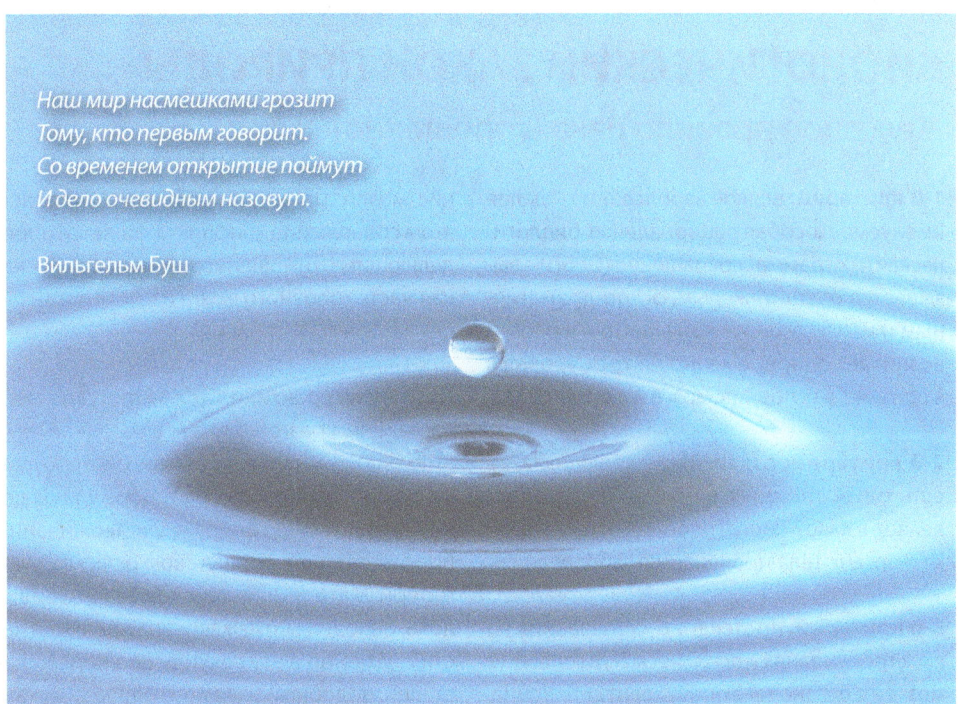

Наш мир насмешками грозит
Тому, кто первым говорит.
Со временем открытие поймут
И дело очевидным назовут.

Вильгельм Буш

болел раком тестикулы (яичка). Поскольку до этого он был абсолютно здоров, он задумался над тем, что, возможно, его заболевание связано с потерей сына.

После выздоровления доктор Хамер решил выяснить это предположение. В то время он работал главным врачом онкологической клиники в Мюнхене и там он начал расспрашивать своих пациентов о том, не предшествовало ли заболеванию и в их жизни некое переживание, способное вызвать шок. И в самом деле, это подтверждалось без исключений – все 200 обследованных им пациентов смогли вспомнить о таком переживании!

Когда в октябре доктор Хамер предложил свои открытия для обсуждения коллегам, то был поставлен перед выбором покинуть клинику или отречься от своих убеждений. Д-р Хамер не намерен был отрекаться и сохранил твёрдость. Исследования продолжались денно и нощно. И когда вскоре после этого ему пришлось оставить клинику, он уже смог сформулировать „ЖЕЛЕЗНЫЕ ПРАВИЛА РАКА".

С тех пор число обследованных доктором Хамером пациентов выросло с 200 до почти 60 000, причём ни разу не было ни одного исключения из правил, сформулированных им!

Уже давно предполагалось, что рак может быть спровоцирован психическими факторами. Теперь, наконец, были представлены научные доказательства этого предположения. До 2004 года доктор Хамер называл свои открытия „новая медицина". Сегодня используется термин «Германская новая медицина®» или «Германская лечебная практика»®. Поскольку эти названия доктор Хамер защитил авторскими правами, далее я буду говорить о „пяти биологических законах природы". Доктор Хамер скончался 2 июля 2017 года в ссылке в Норвегии. По своему желанию, похоронен он был в Германии, в городе Эрланген, где он познакомился с женой и провел самые счастливые годы своей жизни.

ПЕРВЫЙ БИОЛОГИЧЕСКИЙ ЗАКОН ПРИРОДЫ
Железное правило рака (упрощённо)

1-й критерий: всякое заболевание – далее именуемое „особая рациональная биологическая программа", сокращённо (ОРБП) – вызывается очень тяжелым, остро-драматичным и изолирующим конфликтом-шоком и возникает одновременно на трёх уровнях: в психике, в головном мозге и в органе тела.

2-й критерий: содержание конфликта, то есть тип восприятия в момент шока, определяет, в какой части головного мозга и в каком органе тела проявляется заболевание.

3-й критерий: протекание заболевания на всех трёх уровнях – психическом, в головном мозге и в органе тела происходит синхронно.

В память о своем сыне Дирке, доктор Хамер назвал такой конфликт или шок „синдромом Дирка Хамера", сокращённо (СДХ). Он подобен удару дубинки, случается неожиданно и застигает врасплох. Здесь не имеются в виду повседневные заботы, проблемы и нужды. К этим нормальным заботам мы можем подготовиться или настроиться на них. Нет, здесь имеется в виду момент неожиданности некоего драматического события. Человек принимает вызов судьбы и в этот момент он совершенно один. Он не может или не хочет „снять этот груз с души", а это означает личную изоляцию. В такой момент ни разум, ни логика не облегчают положение и мы ощущаем и чувствуем лишь шок. Этого достаточно и теперь действует только он. Еще в сам момент такого переживания запускается особая рациональная биологическая программа (ОРБП), изменяющая психическое состояние, мозг и соответствующий орган тела, при этом содержание конфликта является определяющим в отношении локализации — какая часть головного мозга и какой орган будет затронут.

Пример из практики. Стоя на тротуаре, мать оживленно разговаривает с соседкой, при этом она держит за руку четырехлетнюю дочку. На противоположной стороне улицы девочка видит свою подружку и неожиданно бросается к ней, вырвав свою ручку из руки матери. Мать слышит визг тормозов и видит дочь, неподвижно лежащую на проезжей части... Именно в эту секунду она переживает шок, подобный удару по голове и заставший её врасплох, потому что случившееся неожиданно и ситуация драматична. Типичный СДХ! В этот момент в организме матери возникает ОРБП, в данном случае обусловленная проблемой заботы матери о своём ребёнке.

Продолжим этот пример: Ребёнок тяжело пострадал и мать сопровождает его в больницу. Девочку оперируют, но её состояние остается критическим и врачи не знают, выживет ли она... После пережитого шока состояние здоровья матери находится в „конфликтной фазе", называемой также „холодной фазой" – её душевное состояние, мозг и определенный орган тела претерпевают изменения. Душевное состояние (психика): постоянный стресс! День и ночь женщина вынуждена думать о дочери; она мало и плохо спит; у неё нет аппетита и она худеет, у неё

Рентгеновская компьютерная томография (КТ) даёт возможность послойного исследования головного мозга. Стандартная компьютерная томография выдает до 30 его фотографических „срезов".

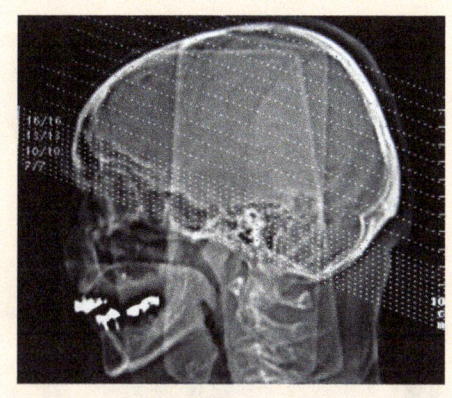

холодные руки. Головной мозг: с момента зарождения СДХ, в мозжечке женщины, там, где находится центр управления молочными железами, виден так называемый очаг Хамера с чёткими контурами. Орган: в тканях молочной железы усиливается обмен веществ и начинается деление клеток – возникает рак молочной железы. На первый взгляд это может показаться не слишком рациональным, но всё выглядит совсем по-другому, если мы рассмотрим ситуацию с биологической точки зрения. Аналогичные ситуации распространены в животном мире.

Волк утаскивает ягнёнка у овцы. Она мобилизует все свои силы, чтобы вернуть его и при этом испытывает продолжительный стресс. При этом возникает конфликт, связанный с заботой матери о ребёнке, благодаря которому у неё начинается рост тканей молочных желёз. Вследствие этого, ягнёнок получит больше материнского молока, ведь теперь он нуждается в ещё большем количестве питательных веществ для выздоровления! Именно в этом заключается биологический смысл – дар природы, сохраняющий своё значение у нецивилизованных народов – пострадавшему мла-

Очаг Хамера (ОХ)

Тяжёлый шок, порождённый конфликтом, (СДХ) оставляет свои следы в головном мозге. На снимке компьютерной томографии (КТ) эти образования круглой формы выглядят как круглые пластины. Противниками доктора Хамера они были названы „странными очагами Хамера" и это название осталось. Красные стрелки указывают на рецидивирующий активный очаг в мозжечке, затрагивающий молочные железы левой груди (Конфликт заботы матери о ребенке).

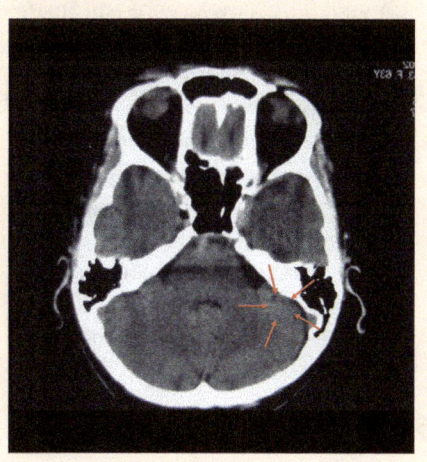

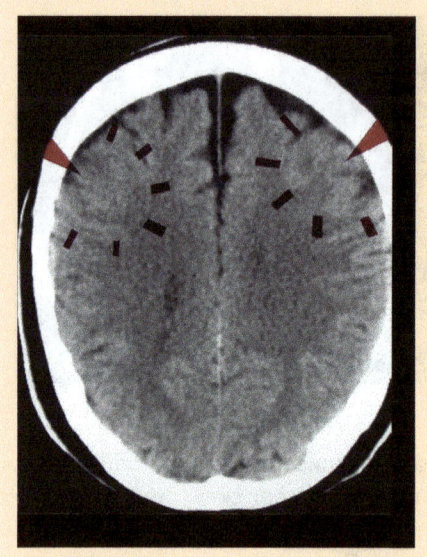

Место возникновения очага Хамера в головном мозге точно свидетельствует о том, какой именно орган затронут. Кроме того, по состоянию очага можно определить, находится ли конфликт в активной фазе (в этом случае его очертания отчетливы) или же пациент уже на пути к выздоровлению (в этом случае границы очага размыты — вследствие накапливания воды в очаге, вызывающего его отёчность). Очаги Хамера можно назвать „отпечатками пальцев души". Они являются живыми доказательствами того, что через мозг психика управляет всеми органами тела! На этом снимке хорошо видны два очага в головном мозге в области управления гортанью и бронхами и по их хорошо очерченным границам можно судить о том, что конфликты находятся в активной фазе, то есть они не разрешены.

денцу обеспечивается скорейшее выздоровление.

Но вернемся назад к нашему примеру с женщиной и пострадавшим ребенком. Дочь всё ещё в больнице, и мать всё ещё страдает. До тех пор, пока длится конфликт по поводу заботы матери о своём ребёнке, у женщины увеличивается в размерах опухоль молочной железы. Спустя несколько недель врач объявляет: „Ваша дочь выкарабкалась, и после всего произошедшего у неё не будет никаких последствий!" Без сомнения, для матери это прекраснейшая новость, какую она только может себе представить, и это является также разрешением её конфликта. С этого момента берет начало фаза её выздоровления: она вновь радуется жизни, но мечтает о том, чтобы спать день и ночь; ею овладевает апатия и у нее головная боль из-за отека участка головного мозга, в данном случае мозжечка, потому что там происходит процесс преобразования очага Хамера; аппетит возвращается и руки у женщины вновь тёплые. Важнейшим обстоятельством при этом является то, что разросшаяся ткань молочной железы (рак груди) начинает уменьшаться, хотя по внешнему виду можно было бы утверждать как раз обратное, так как теперь грудь горячая, распухшая и узел стал ещё плотнее, чем раньше. Но это желанные признаки, потому что теперь в очаге поражения действуют туберкулезные бактерии, которые уничтожают избыточные клетки в молочных долях грудной железы (подробнее об этом ниже). Итак, способ восприятия во время обусловленного конфликтом шока (СДХ) определяет локализацию запуска особой рациональной биологической программы (ОРБП). Ещё один пример. Жена застает мужа в постели с другой женщиной и эту шоковую ситуацию она может воспринимать по-разному:

1. Сексуальная фрустрация („Почему он с ней, а не со мной?!"). Пораженным местом в организме в этом случае будет шейка матки.

2. Комплекс неполноценности („Соперничать с этой молоденькой я не смогу...") – в этом случае поражается пояснично-крестцовый отдел позвоночника.

3. Страх и отвращение (если в постели с мужем проститутка), органически проявляющиеся в понижении содержания сахара (глюкозы) в крови – нарушение деятельности поджелудочной железы.

4. Чувство собственности („Это мой муж и он принадлежит мне!"). Такое восприятие шока проявится в воспалении мочевого пузыря в стадии выздоровления.

5. Она не любит мужа и у нее тоже есть любовник – в этом случае нет ни СДХ, ни ОРБП! Каждая отдельная ОРБП всегда уникальна и всегда исполнена совершенно определенного биологического смысла!

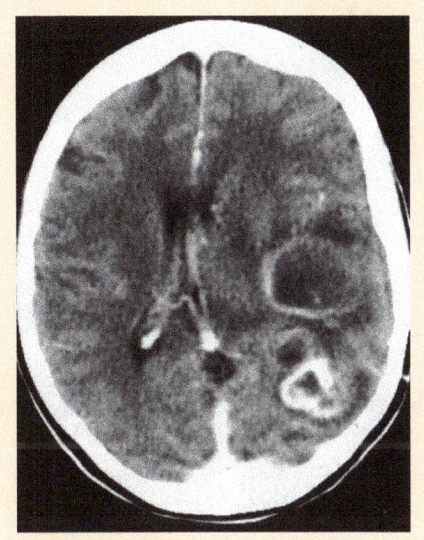

„Опухоль головного мозга"

Очаг Хамера (ОХ) в головном мозге после разрешения конфликта: резко очерченные круги больше не видны. Светлый край очага состоит из отложившегося в нем специального контрастного вещества.

Эту стадию выздоровления традиционная медицина называет „злокачественной опухолью головного мозга".

Опыт Германской лечебной практики® подтверждает безопасность этих неоплазий в головном мозге, но большая часть пациентов традиционной медицины умирают от страха, паники и от химио- и радиотерапии.

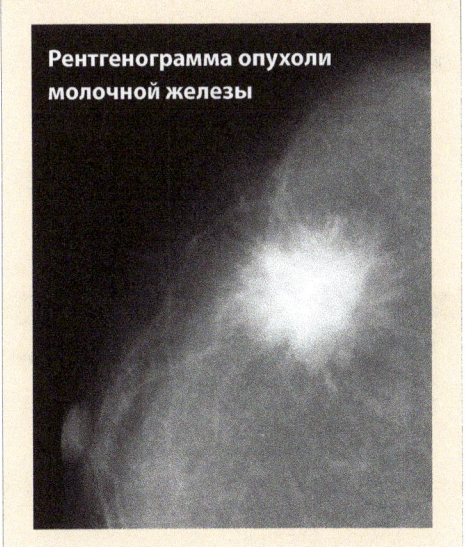

Рентгенограмма опухоли молочной железы

ВТОРОЙ БИОЛОГИЧЕСКИЙ ЗАКОН ПРИРОДЫ

Две фазы любого «заболевания»

В традиционной медицине существует понятие нервной системы с её двумя функционально противоположными отделами – активным (симпатический) и отвечающим за состояние покоя (парасимпатическим).

Симпатический отдел нервной системы регулирует функции тела во время бодрствования (работа, спорт, стресс). Парасимпатический берёт командование на себя во время покоя, расслабления и отдыха.

В нормальном ритме дня и ночи обе части нервной системы чередуются подобно маятнику настенных часов. Такой ритм был бы для нас идеальным состоянием – при нём мы здоровы и чувствуем себя хорошо. (см. левую часть графика)

Доктор Хамер обнаружил, что после шока, вызванного внезапным конфликтом (синдром Дирка Хамера = СДХ) наш организм автоматически переключается в режим длительного стресса. Каждому из нас доводилось наблюдать такое состояние у себя: случается какое-то несчастье — крайнее возбуждение (СДХ): моментально холодеют руки, пропадает аппетит, ЧСС и ЧДД увеличиваются, а наши мысли постоянно заняты только случившимся. Мы находимся в холодной фазе – в состоянии продолжительного стресса, именуемой также фазой активно-

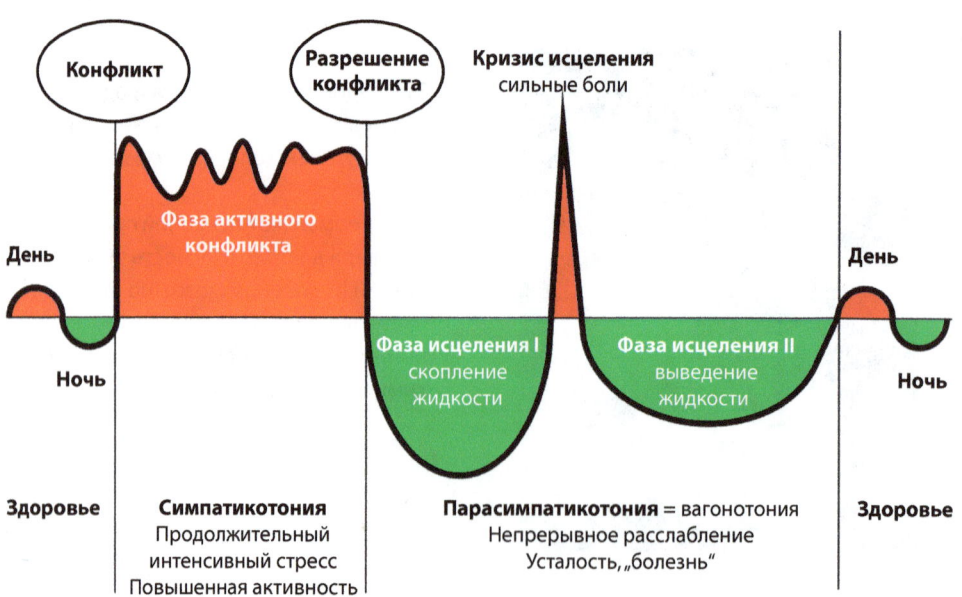

го конфликта. Теперь даже ночью организмом управляет симпатическая часть нервной системы: Мы плохо спим или не спим вовсе (вторая часть графика)

Вспомним о примере с матерью в состоянии конфликтной ситуации «забота матери о ребенке»: она не знает, выживет ли ребенок после несчастного случая. Она находится в состоянии активного конфликта – у неё холодные руки, она теряет вес, почти не спит.

Неделями маятник неизменно находится в положении симпатикотонии.

Затем приходит спасительная новость: „Ваш ребенок выздоровеет!" После этого маятник также резко и с такой же силой раскачивается теперь уже в другую сторону и женщина впадает в состояние парасимпатикотонии и начинается вторая фаза – выздоровление. Теперь руки вновь становятся горячими; появляется аппетит и желание спать; поднимается температура тела; появляется головная боль и, конечно же, распухшая и воспаленная грудь. Максимальная продолжительность этой фазы выздоровления, именуемая также горячей фазой, равна продолжительности активной фазы конфликта.

В середине фаза исцеления прерывается наступившим кризисом (эпилептический или эпилептоидный кризис - отражен на графике в третьей его части) Эта фаза самая критическая. Эпилептические судороги и инфаркты миокарда – это самые распространенные и известные из таких кризисов, случающихся именно в фазе выздоровления. Часто в такие «холодные» дни душевно и физически мы заново переживаем случившееся как в замедленной съемке и в это время, подобно рулю управления, состояние здоровья резко направляется в сторону выздоровления. Накопившаяся жидкость в головном мозге и органе выводится и поэтому в этой фазе наблюдается повышенное мочеиспускание.

В старину земские врачи очень точно знали об этом критическом состоянии! Они говорили: „Если пациент переживет следующие дни, тогда он пойдет на поправку!"

К сожалению наши нынешние доктора ничего об этом не знают. Они, к примеру, не могут объяснить, почему инфаркты случаются практически всегда в состоянии покоя и расслабления! Если, как утверждают, виной этому „закупоренные коронарные сосуды", тогда инфаркты миокарда должны были бы случаться во время физической нагрузки (спорт или работа). В действительности же инфаркт миокарда – это кризис в фаза восстановления организма после конфликта, обусловленного „утратой ареала" (нежелательная отправка на пенсию, уход спутника жизни…) и может завершиться смертью только в том случае, если конфликт длится более 9 месяцев.

Примечательным во втором законе природы является то, что при большинстве „болезней" симптомы появляются во второй фазе и в действительности это симптомы выздоровления (насморк, кашель, воспаление мочевого пузыря, нейродермит и т. д.) и поэтому не нуждаются ни в какой терапии. Только глупец может начать лечить выздоравливающих!

Если же конфликт или проблему невозможно решить или от них избавиться, тогда только наступает полное истощение. Организм становится все слабее и слабее — пока человек не умрет. Лучше, если мы, по меньшей мере, попытаемся разрядить атмосферу конфликта и, хотя он останется в активной фазе, с ним можно будет нормально продолжать жить.

Правша или левша?

Очень важно в данном контексте понять, какая рука у человека ведущая: это запрограммировано у нас в головном мозге еще до рождения и остается на всю жизнь.

Похлопаем в ладошки

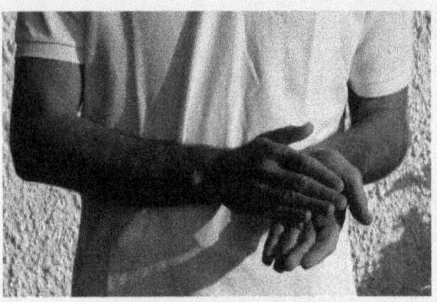

Правая рука сверху: биологический правша

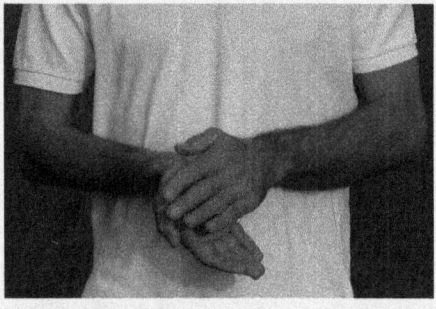

Левая рука сверху: биологический левша

Похлопайте в ладоши и вы увидите, какая рука у Вас ведущая – та, которая активна и сверху. Возможно, Вы левша, хоть и думали до сих пор, что Ваша доминирующая рука правая, ведь в детстве многих леворуких заставляют переучиваться.

В Германской лечебной практике® знание о ведущей руке является одним из самых важных, поскольку из этого проистекает простое правило. Для правши (как женщины так и мужчины) справедливо следующее: левая сторона тела – «сторона матери и ребенка» (собственная мать, собственные дети или люди и животные, воспринимаемые так же, как дети; правая сторона тела, или „сторона партнера" (отец, братья и сёстры, деловые партнеры, спутники жизни, коллеги, друзья и враги. У левши – вне зависимости от его пола – всё совершенно наоборот. Например, если у человека с ведущей правой рукой заболевает левое колено, это означает, что у него неразрешенные проблемы с матерью или детьми. (Основополагающей причиной заболеваний колена является „неспортивность" или нарушение самооценки, в данном случае в отношении матери или ребенка). Боль в левом плече левши дает о себе знать после успешно перенесенного «конфликта с самооценкой, связанной с партнером» – кем-то кроме матери или детей. Например, чувство вины: „Я оказался неполноценным партнёром!"

Пример

Если женщина, у которой произошёл несчастный случай с дочерью, правша, то мы уже знаем, какая грудь подвержена заболеванию – левая!

Понаблюдайте, как мать-правша носит на руках ребенка: обычно лицо его обращено к левой материнской груди. Поэтому особая рациональная биологическая программа запускается именно для левой груди.

ТРЕТИЙ БИОЛОГИЧЕСКИЙ ЗАКОН ПРИРОДЫ

или эволюционно обусловленная система „заболеваний"

Доктор Хамер наблюдал следующее: существуют виды рака, опухоли при которых растут в фазе активного конфликта, а в фазе выздоровления уменьшаются.

С другой стороны, существуют виды рака, опухоли которого проявляют себя совершенно противоположным образом – в фазе активного конфликта клеточная ткань уменьшается, а после вступления в фазу выздоровления потеря ткани с избытком восполняется, то есть имеют место новообразования или неоплазии, образующиеся в фазе выздоровления!

Как может сочетаться одно с другим?

Эту загадку доктор Хамер прояснил при помощи эмбриологии и знаний о значении трех зародышевых листков – внутреннего, среднего и наружного. К примеру, пищеварительный тракт образуется из внутреннего зародышевого листка, двигательный аппарат из среднего, а органы чувств и кожа из наружного.

Кроме того, доктор Хамер сделал открытие, что все эти «типы тканей» управляются определенными отделами головного мозга и на совершенно определенные жизненные конфликты и проблемы они реагируют либо ростом ткани, либо её уменьшением.

Он открыл, что органы, образованные из внутреннего зародышевого листка и управляемые стволом головного мозга, реагируют на стресс ростом ткани, а в период выздоровления в них происходит уменьшение ткани, точно также реагируют органы, образовавшиеся из среднего зародышевого листка и управляемые мозжечком.

Совершенно иначе ведут себя органы, образованные из среднего и внешнего зародышевых листков и управляемые корой больших полушарий и белым веществом мозга: в активной фазе конфликта они реагируют утратой тканей, а в фазе выздоровления в органе происходит их регенерация.

Части некоторых органов образованы из различных зародышевых листков и это несколько усложняет дело. Рассмотрим всё это на примере рака молочной железы у женщины, пережившей несчастный случай с ребенком.

В фазе активного конфликта у нее начался рост дополнительных тканей молочной железы под управлением мозжечка. В фазе выздоровления — по сигналу того же мозжечка — начался процесс уменьшения этих избыточных тканей.

Но молочная железа частично берёт свое начало также и из наружного зародышевого листка – это молочные протоки, направляющие молоко в сосок.

Молочные протоки реагируют на совершенно другое содержание конфликта, а именно: „моего ребенка (партнера) отняли от моей груди..." – мы называем это конфликтом „расставания".

(продолжение на странице 13)

Система зародышевых листков

Внутренний зародышевый листок – энтодерма (ствол головного мозга)	Средний зародышевый листок – мезодерма (мозжечок)	Средний зародышевый листок – мезодерма (белое вещество головного мозга, нервные волокна белого цвета)	Наружный зародышевый листок – эктодерма (серое вещество или кора больших полушарий мозга)
органы пищеварения; мочевыделительная система; лёгочная альвеола (дыхательный аппарат в легких); внутренняя слизистая оболочка тела матки; предстательная железа и гладкая мускулатура...	внутренние и внешние кожные покровы – подкожная ткань; оболочка сердца, брюшной полости, легких и рёбер; разделения нервных волокон; молочные доли грудной железы...	опорная и соединительная ткань – кости; хрящи; сухожилия; связки; питание скелетной или поперечно-полосатой мышечной ткани; кровяные и лимфатические сосуды; яичники ...	органы чувств, кожа тела, артерии сердца, вены, эпителий; тканевая поверхность слизистых оболочек внутренних органов, например, бронхов и гортани, а также зубная эмаль...
Конфликты: что-то не „приманить" или от чего-то, как от навалившейся глыбы, не избавиться.	Конфликты душевной и телесной интеграции или целостности: „запачкать репутацию", клевета, нападки, заботы, ссоры, семейные неурядицы...	Проблемы с самооценкой: недостаточное чувство собственного достоинства, недоверие и сомнения в себе...	Общественные проблемы: разрыв отношений; „не поделили территорию" или не ужились вместе; брезгливость; возмущение или сопротивление...
Активная фаза: повышение функций органа, увеличение объема и количества клеток – опухоль.	Активная фаза: повышение функций органа, рост опухоли.	Активная фаза: ограничение функций органа, уменьшение клеток – некроз (например, гибель ткани вследствие недостаточного кровоснабжения).	Активная фаза: ограничение функции органа и уменьшение клеток или потеря ткани („минус-ткань" или язва.
Фаза исцеления: нормализация функций органа, уменьшение клеток, т.е. исчезновение опухоли.	Фаза исцеления: нормализация функций органа, уменьшение клеток, т.е. исчезновение опухоли.	Фаза исцеления: повышение функций органа, восстановление клеток.	Фаза исцеления: повышение функций органа, восстановление клеток.

Такие конфликты ведут к возникновению очагов Хамера (ОХ) в коре больших полушарий.

Если бы женщина восприняла беду с ребенком таким образом („отнят от груди"), что вполне возможно, то молочные протоки её груди в фазе конфликта отреагировали бы потерей тканей.

В фазе выздоровления утраченные клетки были бы восстановлены. На этот раз — по приказу коры больших полушарий!

Конечно, непросто понять взаимодействия зародышевых листков, но это и не требуется – все это основательно описано в таблицах Германской новой медицины®, книгах и в интернете!

Решающим является наше знание того факта, что все процессы в организме следуют определенной системе. Мы знаем, какие конфликты затрагивают определённые отделы мозга, мы знаем, какой орган тела при этом оказывается затронут и нам точно известно, что в нем происходит!

Теперь мы знаем, например, что конфликт вроде „я сыт по горло" („это мне опротивело") порождает возникновение в коре больших полушарий очага Хамера и ведёт к процессу сокращения тканей слизистой оболочки носа. Когда конфликт минует, наступает фаза исцеления, сопровождаемая ринитом, когда клеточная ткань слизистой восстанавливается.

Конфликт „заниженной самооценки интеллектуальных способностей" („для этой работы я, конечно же, слишком глуп(а)") способствует возникновению очага Хамера в белом веществе большого мозга и уменьшению тканей в шейном отделе позвоночника.

В фазе выздоровления костная ткань вновь восстанавливается, что проявляется в болях в затылке и в шее.

Различное поведение зародышевых листков на примере молочной железы

Молочные железы
- относятся к среднему зародышевому листку
- рост тканей в активной фазе конфликта
- уменьшение тканей в фазе выздоровления
- конфликт: заботы, ссоры, проблема "гнезда"

Молочные протоки:
– принадлежат к наружному зародышевому листку
– уменьшение числа клеток в фазе конфликта
– восстановление количества клеток в фазе выздоровления
- конфликт: разрыв отношений, потеря, утрата

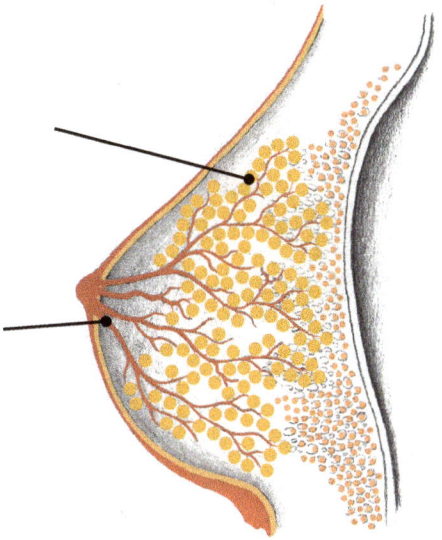

ЧЕТВЕРТЫЙ БИОЛОГИЧЕСКИЙ ЗАКОН ПРИРОДЫ

Эволюционно обусловленная система микробов

Согласно традиционной теории, у нас есть "хорошие" бактерии – например, кишечные, микрофлора полости рта и вагинальная и "нехорошие" бактерии – например, туберкулезные. Думали, что "нехорошие" бактерии являются виновниками многих болезней. Эти болезни назвали "инфекционными заболеваниями". Такое имеющее тяжелые последствия заблуждение произошло потому, что при многих "заболеваниях" на «месте преступления» действительно были обнаружены грибки или бактерии. Это можно сравнить с пожарной командой: исследовав множество пожаров, итог однозначен - во всех случаях без исключения там присутствуют пожарники. Следовательно, они и есть виновники возгорания.

Управление бактерий отделами головного мозга

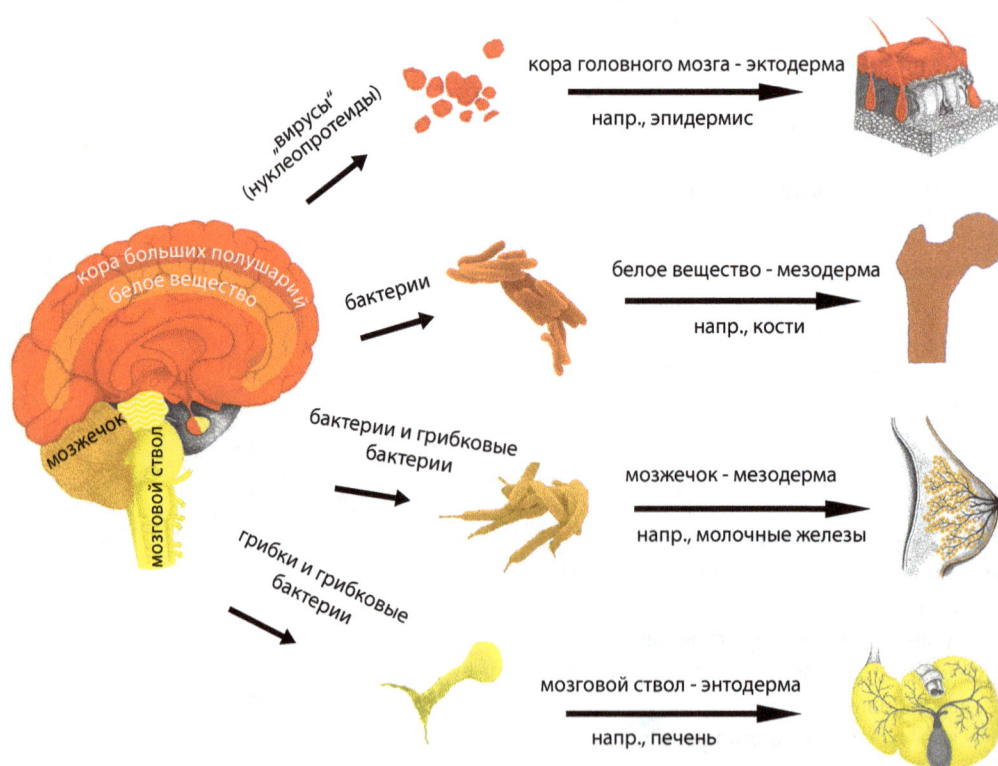

Конечно же, такое заключение совершенно бессмысленно, ведь каждый знает, что пожарные не устраивают пожары, а тушат их. Точно так же дело обстоит и с грибками, бактериями и вирусами (нуклеопротеидами). Они не виноваты в заболевании, а оптимизируют процесс исцеления. На протяжении миллионов лет микробы были нашими верными спутниками. С ними мы образуем превосходный симбиоз – наш мозг и тело согласуются с ними. Из головного мозга микробы получают приказы о вмешательстве в совершенно определенные «операции» в организме и эти наши «микрохирурги» увеличивают или уменьшают ткани и делают они это исключительно в фазе выздоровления!

По сигналу мозгового ствола головного мозга грибки и грибковые бактерии уничтожают излишнюю клеточную ткань энтодермы (в органах, образованных из внутреннего зародышевого листка), например, кандида или дрожжеподобный грибок в кишечнике; „молочница" полости рта. Ночное потоотделение является верным признаком того, что в теле заняты своим делом именно эти грибки. Существуют различные роды бактерий и каждый имеет определенную область применения, например, гонококки в мочеполовых путях или палочковидные бактерии в глотке. Часть бактерий управляется мозжечком и занята уменьшением тканей (опухоль грудной железы), другая часть по команде из белого вещества переднего отдела головного мозга наращивает ткани, например, костей или хрящей.

Большой мозг — самая молодая структура мозга — возможно (этот вопрос изучен пока не до конца), работает с мельчайшими белковыми соединениями (так называемыми вирусами) с тем, чтобы в фазе выздоровления восполнить потерю ткани, например, бронхов или кожи.

Микробы – важнейшие участники природной системы управления жизнью и вместо того, чтобы с ними бороться, нам следовало бы их холить и лелеять. В соответствии с пятью биологическими законами природы прививки - безразлично от каких болезней - не только не имеют никакого смысла, поскольку бездейственны, но и очень вредны из-за присутствия в них ядовитых вспомогательных веществ (фенол, формальдегид, ртуть, химические соединения алюминия, наночастицы и т.д.).

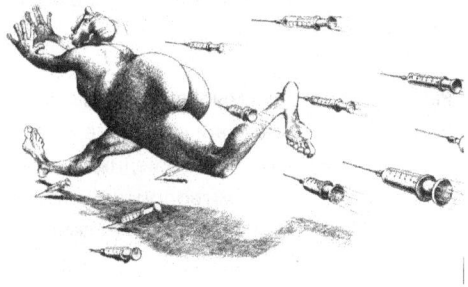

В случае, если в организме недостаточно грибковых бактерий, которые были уничтожены антибиотиками, излишняя клеточная ткань (опухоль) не может быть ликвидирована. В этом случае организм помогает себе другим способом: окружает опухоль соединительной тканью, помещая её таким образом как бы в капсулу и исключая её из обмена веществ. В этом случае на рентгеновском снимке молочных желёз мы обнаруживаем обызвествлённые старые узлы – некогда активные клетки — во время реализации особой рациональной биологической программы (ОРБП) вырабатывавшие молоко. Конечно, природа не предусмотрела случаи, когда мы в течение пары часов можем окунуться в совершенно чуждый для нас мир микробов в экзотических странах. В этих случаях могут возникнуть проблемы со здоровьем.

ПЯТЫЙ
БИОЛОГИЧЕСКИЙ ЗАКОН ПРИРОДЫ

или смысл „заболеваний".

Особая рациональная биологическая программа (ОРБП) — уже само название говорит: Любая „болезнь" имеет свой смысл! Самое замечательное в Германской новой медицине® – это понимание конкретного смысла всякого „заболевания". Это можно сравнить лишь с ощущением счастья слепого человека, который вдруг прозрел.

Раньше в поисках смысла заболевания думали о каре Божией или искали некую другую причину. Традиционная медицина, вообще не мучаясь лишними вопросами, исходит из того, что человек представляет собой некий мешок с химическими элементами, что он продукт случайности, отчего подвержен „ошибкам" и „сбоям".

Лишь благодаря пяти биологическим законам теперь мы в состоянии распознать, что матушка-природа имела добрые намерения и всё у неё очень хорошо упорядочено. Особые рациональные биологические программы стары как мир и испытаны миллионы раз. Они запускаются в организме только тогда, когда мы попадаем в исключительные жизненные ситуации и бываем застигнуты ими врасплох.

"Злокачественная" или "доброкачественная"?

В традиционной медицине критерии, определяющие „злокачественность" или „доброкачественность" неоплазии, весьма многообразны. Наряду с величиной опухоли, её внешним видом и особенностями её роста, решающее слово остаётся за микроскопической диагностикой, биопсией. В случае обнаружения во взятой на обследование ткани множества увеличенных в размерах клеток увеличенных ядер в оных, диагноз звучит: „злокачественная опухоль" (смотри правую иллюстрацию на следующей странице).

Для информации: рост ткани в организме происходит всегда одинаково. Клетка разбухает. Ядро и все прочие клеточные структуры размножаются. Незадолго до своего деления клетка почти вдвое больше своих обычных размеров. Затем она образует «шейку» и делится. В конце концов вместо одной клетки мы получаем две. Они заметно отличаются от прочих большими ядрами.

Исходя из этого, правильно было бы говорить здесь не о „злокачественном" образовании, но о „растущей ткани". Традиционная медицина не может однозначно провести границу между „доброкачественной" и „злокачественной" неоплазией. Зачастую гистологи противоречат друг другу! Особенно это касается тех случаев, когда рост ткани только начался или уже почти закончился! До недавнего времени мы не понимали, почему ткань вдруг начинает расти. Мы думали, что это „ошибка природы", и называли продукт этого процесса „злокачественной опухолью". Благодаря открытию пяти биологических законов природы стало понятно, что клеточная ткань не растёт „просто так". Речь всегда идёт лишь об управляемой головным мозгом особой рациональной биологической программе.

Если исследовать под микроскопом клеточную ткань зародыша (эмбриона) или только что заживающую рану, следовало бы определить её как «злокачественную», так как увеличенные в размерах клетки и их ядра ясно указывают на оживлённый процесс роста ткани. Соединительная ткань заживающего перелома кости не отличается от рака костной ткани. В этом случае речь идёт только о фазе выздоровления после перенесенного конфликта падения самооценки и, следовательно, росте клеток.

Другой пример. Во время беременности грудь женщины увеличивается, так как в ней происходит увеличение числа клеток грудных желез. И в этом случае гистологический анализ ткани железы показал бы наличие „злокачественного рака груди". Точно так же и у женщины, переживающей конфликт, связанный с заботой обнаруживается злокачественная неоплазия молочной железы. В этом случае тоже наблюдается рост клеток молочных желез. Когда конфликт благополучно разрешится, тут же остановится и процесс деления клеток. В этой фазе обследование увенчалось бы диагнозом «доброкачественная неоплазия молочной железы». После этого будет сказано: „Вам повезло!..".

Итак, как Вы видите, это разделение новообразований на „доброкачественные" и „злокачественные" являет собой средневековый раритет и имеет очень мало общего с наукой.

В те времена подхлёстывали в людях страх перед адом, а сегодня им рассказывают сказку о „злом раке", „метастазах" и об „опасных вирусах". Как тогда, так и сегодня намерения одинаковы – держать людей в страхе и зависимости, чтобы иметь возможность заполучить их деньги. Тогда людей делали зависимыми от церкви, теперь – от фармацевтической промышленности и от медицины.

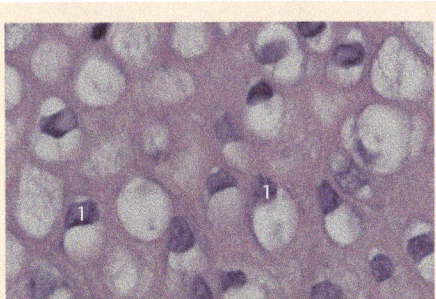

На обеих картинках – изображение мазков из шейки матки двух разных женщин, увеличение в 400 раз. Оба снимка предоставлены патологическим отделением одной из больниц. На первом наблюдаются примерно равного размера клетки с нормально-малыми ядрами (1). Лишь отдельные клетки находятся в стадии деления = нерастущие ткани. Заключение КМ: «доброкачественность или норма».

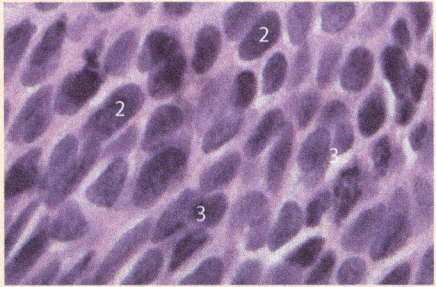

На второй картинке – клетки с сильно увеличенными ядрами (2). Более тёмный цвет показывает повышенный рост ткани (клеточный метаболизм). Некоторые клетки делятся (3). Все признаки указывают на разрастание ткани. КМ-диагноз: злокачественная опухоль. Заключение Германской Медицины: фаза исцеления после кризиса утраты жизненного пространства.

В чём же смысл увеличивающейся в размерах ткани молочных долей ("рак груди") у молодой матери?

Большее количество молочных долей способствует появлению большего количества молока и оно предназначено для ребёнка, потому что таким образом мать-природа заботится о его скорейшем выздоровлении. Сколько времени длится конфликт у матери, столько же времени растёт тумор. Ребёнок может черпать пищу „полной чашей" и компенсировать таким образом отставание в развитии, обусловленное несчастным случаем.

Эта старейшая особая рациональная биологическая программа имела свой смысл ещё у первобытных народов и „набухшую" грудь женщины давала даже своему партнеру, если он заболевал. Сегодня такое трудно себе даже представить, но природа не заботится о том, насколько современным, а на самом деле — насколько далёким от природы — стал сегодня наш мир.

Какой смысл имеет рак кишечника?

"До сегодняшнего дня я не переварил эту новость!" – как и всякая другая, это выражение направляет нас на верный путь – речь идет о "непереваренной" неприятности, о мерзком, коварном конфликте. Например, один человек доверяет большую сумму денег консультанту по вопросам имущества. Проходит время и человек понимает, что он никогда больше не увидит этих денег – он обманут! Тотчас же в толстом кишечнике начинается рост клеточной ткани. Дополнительное клетки ткани должны — на время протекания конфликта — способствовать более полному и рациональному усвоению пищи.

В этом случае проблема неспособности "переварить глыбу, навалившуюся на душу – исчезновение денег" автоматически переносится головным мозгом в кишечник, ведь организм пытается обработать или переварить "внезапную глыбу питания".

Какой смысл имеет рак яичка у мужчины?

В семенниках происходит рост клеток, когда мужчина пережил конфликт потери, например, если умер сын или жена, если дочь навсегда переезжает жить в другой город или любимую кошку насмерть сбила машина... В активной фазе такого конфликта, в качестве некоей прелюдии к фазе выздоровления, появляются новые клетки, причем в большем количестве, чем их было до того! Именно в этом и есть смысл: увеличившееся в размере яичко производит больше тестостерона (мужские половые гормоны) и больше спермы! Поток тестостерона обеспечивает повышенную половую активность, а большее количество спермы предназначено для скорого восполнения потери. То, что природа не делает различия между потерей кошки и утратой сына, можно только принять к сведению. Если мы так обожаем кошку, что её смерть ввергает наш организм в такого рода реакцию, то древняя биологическая программа начинает работать, способствуя быстрому восполнению (собственного) потомства. В отличие от мужчины, женщина заболела бы раком яичников и смысл такой особой биологической программы в том, что потеря близкого разрешается в увеличении яичника и большого количества эстрогенов (женских половых гормонов). В этот период женщина особенно привлекательна внешне и предрасположена к скорому зачатию – лучшие условия для беременности, потому что и здесь природа стремится к скорейшему восполнению утраты!

Воспаление кожи,

например нейродермит, сигнализирует о перенесенном «конфликте расставания». Биологический смысл такой ОРБП для организма заключается в активной фазе конфликта, проходящей обычно незаметно, так как её течение бессимптомно.

Когда мы сильно страдаем от того, что обрывается телесный контакт с любимым человеком, в месте, где мы особенно тоскуем о прикосновении, кожа начинает шелушиться и терять чувствительность. Начинается процесс отмирания клеток и одновременно с этим ухудшается кратковременная память, потому что потеря чувствительности кожи означает не что иное, как защитная функция организма „забыть" или притупить душевную боль из-за отсутствия телесного контакта! Цену за эту специфическую помощь природы мы платим в фазе выздоровления, когда регенерация кожных покровов сопровождается опуханием, покраснением и зудом. Этот процесс восстановления кожи называют нейродермитом.

Если такое воспаление повторяется снова и снова, то это объясняется тем, что повторяется конфликт расставания. Может быть и так, что сопутствующие расставанию ассоциации в виде запахов, людей, еды, музыки вновь и вновь возвращают нас к этому конфликту. Эти, так называемые „рельсы" всякий раз снова запускают особую рациональную биологическую программу, называемую аллергией.

Боли в опорно-двигательном аппарате

имеют своей целью приостановить нашу деятельность и дать усталым органам отдых. Так же, как и автомобиль на время ремонта должен быть неподвижен, так же и кости, хрящи и сухожилия могут восстановить свои функции только в состоянии покоя.

При проблемах с костями под надкостницей происходит ускоренный обмен веществ (воспаление). Когда регенерация ткани заканчивается, боли исчезают. После такой особой рациональной биологической программы кости становятся даже еще крепче, чем были до этого.

Бронхиальный рак

И здесь биологический смысл также заключен в активной фазе конфликта. Страдает ли человек от страха перед потерей жизненного пространства, когда, например, не слишком успешный руководитель отдела опасается, что его место может занять молодой и старательный коллега или свекровь переезжает к невестке с мужем и начинает постоянно вмешиваться в их дела – запускается особая рациональная биологическая программа, вследствие выполнения которой происходит уменьшение тканей слизистой оболочки бронхов. Из-за этого бронхи увеличиваются в поперечном сечении, что обеспечивает улучшенное дыхание. В этом и есть смысл, поскольку лишь при неимоверном напряжении всех сил возможно удалить противника со своей территории. Цену за такой кратковременный приток сил для борьбы мы платим, как обычно, в фазе выздоровления в форме бронхита или бронхиального рака – воспаление и опухоль во время восстановления слизистых.

ЛЕЧЕНИЕ

В Германской лечебной практике® лечение состоит в первую очередь в том, что пациенту объясняются взаимосвязи между всем, что происходит в его организме. Понимание процессов, происходящих в организме, является для пациента самым важным. Страх и паника являются наибольшими препятствиями на пути к исцелению. Даже сильные боли можно вытерпеть, зная об их неизбежности в фазе выздоровления, их преходящем характере и наличии своего смысла. Тут хороши все меры, направленные на поддержание духа и собственных сил организма. Поскольку большинство симптомов возникают лишь в фазе выздоровления, то „лечение" оказывается уже просто совершенно излишним. В Германской лечебной практике® операции, медикаменты и методы современной медицины не исключаются, например, при несчастных случаях. Так, хирургическое вмешательство при кишечной непроходимости совершенно необходимо, как и в случае, когда опухоль слишком большая и давит на соседние органы. Имеет смысл операция катаракты или вживление протеза тазобедренесли разрешение конфликта не принесло результатов и исчерпаны все прочие возможности.

Также совершенно необходимо использовать весь спектр природной медицины. Божья аптека неслучайно предоставлена во всеобщее распоряжение.

О химиотерапии доктор Хамер говорит так: „Выдавать её за терапию — это, наверное, величайший обман в медицине – вплоть до сегодняшнего дня. Тому, кто придумал пытку химиотерапией и назвал это лечением, стоит поставить памятник в аду."

Метастазы

Существование „метастазов" являются одним из многих предположений в традиционной медицине. Считается, что раковые клетки начинают „путешествовать" из одного органа и поселяются в другом. В действительности же, ни одной раковой клетки никогда не было обнаружено ни в одной капле артериальной крови. В силу опасности передачи рака вместе с кровью было бы само собой разумеющимся обследование доноров, которое, между тем, никогда не проводится!

Спросите своего врача, почему это так, и Вы услышите поистине невероятные ответы! Тогда что же такое „метастазы", если таковых попросту не существует? Эти так называемые „дочерние клетки" есть не что иное, как новые „раки", образовавшиеся в результате смертельных диагнозов-приговоров и шоковых прогнозов вроде: „Очень жаль, но мы обнаружили у Вас злокачественную опухоль в груди!"

Услышав такое и ничего не зная о пяти биологических законах природы, человек воспринимает новость как чудовищный удар молнии. Большинство людей не может представить себе ничего худшего. Если в этот момент пациентка испытает смертельный страх, то в её теле мгновенно запустится новая особая рациональная биологическая программа.

Конфликт „страх смерти", вызывающий рост клеток в легочных пузырьках. Уже спустя пару недель в легких видны так называемые легочные круглые очаги поражения – рак легких. В действительности же, такой особой биологической программой организм пытается улучшить снабжение кислородом посредством дополнительных легочных пузырьков. Страх смерти организм увязывает с нехваткой воздуха! Возможно, одновременно в момент произнесения такого диагноза женщина испытывает еще и конфликт понижения самооценки: „Без груди я, как женщина, ничего не буду стоить!" В этом случае запускается особая биологическая программа, относящаяся к грудному отделу позвоночника или к ребрам, называемая в традиционной медицине „раком костей".

Теперь нам понятно, почему у животных почти никогда не бывает „метастазирования" или „вторичных раков"!

К счастью, собака не понимает слов, сказанных дядей доктором её хозяину: „У Вашей собаки рак..." Шарик вильнет хвостиком и порадуется тому, что обследование миновало. Поэтому у него не появится СДХ, а значит — и вторичный рак!

Почему все больше людей умирает от рака?

• Профилактические медосмотры. Процитирую покойного австрийского врача Ройтингера: «Профилактика - это последний шанс, чтобы втянуть здорового человека в больничную систему.» В этом контексте врач использует термин «невод».

Например, скрининг рака молочной железы: Практически у каждой женщины в течение жизни образуется один или два маленьких комка в груди. Раньше это никого не интересовало, и никто не делал из этого трагедии. Сегодня молочную железу ежегодно пальпируют, просвечивают на рентгене или даже делают биопсию. > Многие здоровые женщины внезапно заболевают раком. Они переносят шок от диагноза иб переполненные страхом и надеждой, поддаются порой смертельной классической терапии.

• Каждая мелочь должна иметь свое объяснение - кто ищет, находит - всем нужен точный диагноз. Пример: В прошлом семейный врач предписывал пациенту с головной болью, двоением в глазах и головокружение неделю постельного режима. Сегодня сразу ищут вглубь и делают компьютерную томографию. Это часто ведет к диагнозу «рак головного мозга» (уровень смертности около 98%).

• Наш стиль жизни все с каждым днем все более отдаляется от природы и ухудшается: непрерывный стресс в повседневной жизни, отравлении искусственными раздражителями (мобильный телефон, телевизор), промышленное питание, прививки, химиотрассы, электросмог, (напр., от мобильных телефонов и от HAARP), токсины в воде (гормоны, фтор, хлор), лекарственные препараты (например, антибиотики = мини-химиотерапия), яды в косметике и многое другое.

Все ли пациенты Новой медицины выживают?

Нет, Новая медицина не гарантирует выживания. Мы должны, скорее, принять, что мы живем и умираем «внутри» 5 биологических законов. Мы понимаем, что такое здоровье и болезнь, но часто у нас нет другого выбора, чем понять последний этап жизни человека. Это происходит, с биологической точки зрения, когда масса конфликта слишком велика, или когда конфликт повторяется неоднократно.

В конце концов, мы все когда-нибудь умрем, и когда наступит час, не помог ли тот или иной метод - такова судьба.

К сожалению, в настоящее время применяются двойные стандарты: смерть пациента Новой Медицины вызывает бурю возмущений. «Он был бы жив, если бы не верил в этот бред.» Многочисленные смерти в традиционной медицине объясняются: «Мы сделали все возможное, но было уже поздно.»

Что делать, если я пациент?

В начале следует изучить биологические связи (например, при помощи интернета, книг, лекций, семинаров). Вооружившись этими знаниями, я пытаюсь найти конфликты, их механизмы, убеждения и причинные связи. Это уже половина пути к успеху.

Когда причина активного или рецидивирующий конфликта найдена, важно изменить отношение и, если это возможно, добиться реальных изменений ситуации. Для этого не существует серебряной пули. Если не получается решить проблему самостоятельно, стоит обратиться к терапевту, который с дистанции может видеть вещи яснее (мы не видим бревна в собственном глазу).

В фазе восстановления, в легких случаях, достаточно просто выждать, но иногда необходима поддержка естественной или, ограниченно, традиционной медицины.

Лучше всего, конечно, знать и понимать 5 биологических законов до заболевания, потому что тогда шок от диагноза и от прогноза не так силен, и есть шанс сохранить холодную голову при выборе терапии.

Тем не менее, никто не застрахован от биологических конфликтов. Многое в жизни случается неожиданно, и с некоторыми ситуациями не так просто справиться.

Всегда оставаться спокойным _ это, конечно, очень правильная жизненная позиция. Но у каждого есть свое больное место, что-то настолько важное для нас, что мы не можем оставаться спокойными при проблемах именно в этой области.

Заключительное слово

Теория 5 биологических законов преобразит медицину, я ничуть не сомневаюсь в этом. Единственный вопрос заключается в том, как долго всемирная масонско-финансово-медицинско-фармацевтически-СМИ сеть сможет задержать общественный переворот. К сожалению, критика Новой медицины весьма поверхностна. Резкие выпады д-ра Хамера против традиционной медицины не улучшили ситуацию. Наоборот, они отпугивают многочисленных заинтересованных новыми методами лечения пациентов.

Пришло время зарыть, наконец, топор войны, потому что жертвами являются пациенты. Они точно простят своих врачей, если те признают свою ошибку.

Многие врачи, в свою очередь, ждут не дождутся начала новой эпохи, времени, когда они вновь смогут заниматься человеком, как единством единство души, духа и тела. Времени когда им больше не придется противостоять искушениям фармацевтической промышленности.

Теперь я хочу немного сменить перспективу: Новая медицина замечательна, поскольку она создает прочный фундамент для медицины, вводя ее в область науки. Но на фоне анализа конфликта, среди очагов Хамера, цельплюсов и цельминусов, мы не должны забывать самой целительной, самой важной и самой простой истины: Любовь лечит все раны.

Пусть Новая медицина наполнит нас любовью, радостью, состраданием, благодарностью, пусть она приблизит нас к Богу. Пусть это биологическое учение сольется с учением о семейных силах (биологическое раскодирование или Берт Хеллингер), с посланиями спиритуальных учителей, с духовных принципами, объединяя сущность всех религий.

Давайте также построим мост к другим терапевтическим направлениям. Практически все они несут в себе что-то ценное и практически все они по-своему оправданы. Только когда это удастся, Новая медицина сможет раскрыть свой потенциал.

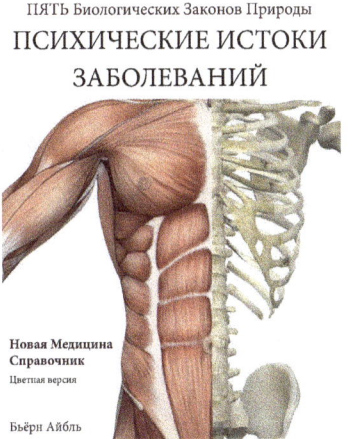

Бьёрн Айбль: Психические истоки заболеваний согласно Пяти Биологическим Законам Природы, открытым врачом и теологом Риком Гердом Хамером. Справочник терапевта и пациента с более чем 500 примерами из практики.
Автор: Бьёрн Айбль, автор этой брошюры. Справочник написан понятным языком, материал расположен в анатомическом порядке.
ISBN: 978-1-948909-32-7

Ответственный за содержание этой брошюры: Бьёрн Айбл, Траунаштрассе 23, A-4600 Вельс (Traunaustr. 23, A-4600 Wels), Австрия
Перевод с немецкого: Элизабет Майер и Дитрих фон Бюлов-Штернбек – Большое спасибо!
Сокращённо и упрощённо по работе доктора Хамера „РАК и все так называемые болезни". Доктор медицины, Магистр теологии Рик Герд Хамер, стр. 28 и далее. Изд-во Амичи ди Дирк, 2004 г., ISBN 84-96127-13-3

www.ingramcontent.com/pod-product-compliance
Lightning Source LLC
Chambersburg PA
CBHW071729020426
42333CB00017B/2455